EFFET DU MORAL

SUR LES MALADES

CONSEILS AUX PERSONNES MENACÉES D'APOPLEXIE

PARIS. — IMP. SIMON RAÇON ET COMP., RUE D'ERFURTH,

EFFET

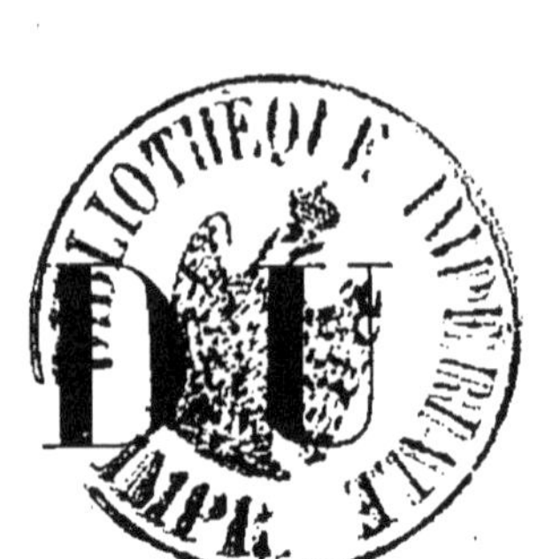

DU MORAL

SUR LES MALADES

DU DYNAMISME MÉDICAMENTEUX
ET MOYEN D'AUGMENTER CETTE PUISSANCE

DE L'OPIUM CONTRE LA CONGESTION CÉRÉBRALE

CONSEILS POUR PRÉVENIR LES ATTAQUES D'APOPLEXIE

PAR

G. LE THIÈRE

DOCTEUR EN MÉDECINE ET EN CHIRURGIE
DE L'UNIVERSITÉ DE GIESSEN, HESSE-DARMSTADT, MÉDECIN
ET MAITRE EN PHARMACIE DES ÉCOLES DE PARIS

PARIS

1862

TRÈS-SAINT PÈRE,

Vous êtes le foyer divin où l'homme puise ses inspirations et ses encouragements pour les combats de la vérité contre l'erreur.

A vous donc, Très-Saint Père, gloire et hommage pour les conquêtes de l'intelligence, surtout quand elles ont pour objet le soulagement et le bien-être de l'humanité; car alors elles participent de cette vertu qui fut proclamée la première entre toutes par le Rédempteur, dont vous êtes l'auguste Représentant sur cette terre.

De famille française, mais de sang romain par ma mère, et né à la villa Médicis, où mon grand-père, Guillon Le Thière, nommé en 1807, était encore directeur de l'Académie des beaux-arts à Rome,

J'ose vous demander la permission de déposer à vos pieds

comme un hommage de mon respect et de ma vénération le fruit de quinze années d'expérience et de travaux, poursuivis malgré les luttes et les persécutions, et que je publie comme une vérité des plus précieuses pour le soulagement de mes semblables, en vous priant de m'honorer de votre très-sainte protection.

Je suis, avec le plus profond respect,

de Votre Sainteté,

le très-humble et très-soumis serviteur et fils,

C. G. LE THIÈRE.

UN MOT

SUR

LA DOCTRINE

Le chef de notre école, Hahnemann, est l'auteur de la réforme la plus radicale qu'ait subie la médecine. Comme toute inspiration divine, cette réforme, malgré des obstacles de toute nature, se répand sur la surface du globe.

Samuel Hahnemann, conseiller aulique du duché d'Anhalt-Koëthen et membre de plusieurs sociétés savantes, est né le 10 avril 1755 à Meissen (Saxe). Son père Godefroy Hahnemann, peintre sur porcelaine et auteur d'un traité sur la peinture à l'aquarelle, le destinait au commerce, mais aidé par le professeur Muller, qui avait compris le studieux et intelligent jeune homme : il se rendit à Leipsick en 1775 avec vingt ducats pour toute fortune.

Là, entraîné par un penchant irrésistible vers l'étude de la médecine, il accepta sans hésiter les privations et les soucis qui devaient l'attendre, et pour subvenir aux besoins de ses études, il se mit à traduire en allemand des ouvrages anglais et français, demandant au travail de la nuit le pain du lendemain.

En 1777, Hahnemann, grâce à la protection de l'archiâtre J. Quarim, fut autorisé à soigner les malades de l'Hôpital des Moines; puis appelé à Hermanstadt, le gouverneur de Transylvanie le fit nommer bibliothécaire, et le 10 août 1779, il se fit recevoir docteur en médecine à Erlangen.

En 1787, il avait à Dresde une grande clientèle. Bientôt il fut nommé médecin en chef des hôpitaux, et fit paraître différents travaux sur la chimie, la botanique et toutes les branches de la science médicale.

En 1791, il était membre de la société économique de Leipsick et de l'Académie des sciences de Mayence.

Arrivé à une grande réputation, Hahnemann renonça à tous les avantages que lui avaient acquis son travail et son grand savoir. Plongé dans un abîme de doute, il voulut abandonner la médecine.

Il avait eu, d'Henriette Kachler sa femme, onze enfants ; en brisant avec sa position médicale, il brisait aussi avec le bien-être de sa nombreuse famille, mais sa conscience le voulait ainsi. Il se résigna et fit paraître encore plusieurs ouvrages traitant de la santé publique.

Cependant de graves maladies attaquèrent ses enfants, et il n'avait aucune confiance dans les ressources de l'art. « Il y a un Dieu, dit-il, qui est la bonté, la sagesse même; il doit y avoir aussi un moyen créé par lui de guérir les maladies avec certitude. » Cet élan de son âme lui fut comme une révélation, et fort de cette foi religieuse qui conduit à tout, il se mit à la recherche, convaincu qu'il trouverait.

Un jour, traduisant la *matière médicale* de Cullen, il fut frappé des hypothèses sans nombre sur l'effet fébrifuge du *quinquina*.

Il résolut de chercher par lui-même et sur lui les propriétés de cet agent ; il en prit tous les jours une dose, et il ressentit bientôt les symptômes d'un état fébrile intermittent, analogue à celui que le *quinquina* guérit. La même expérience, répétée pour plusieurs médicaments, sur lui et sur un grand nombre d'individus, lui prouva que tous guérissaient les symptômes qu'ils produisaient. Telle fut l'origine de l'homœopathie, qui substitua au précepte : *Une maladie étant donnée, trouver son cadre nosologique ;* cet autre : *Une maladie étant donnée, trouver le médicament qui en reproduit le mieux les symptômes.*

Partant de ce principe avec la conviction que donne le génie, rien n'arrêta Hahnemann : ni les persécutions de ses confrères ligués avec les pharmaciens, ni les calomnies les plus basses.

Quand il était trop tourmenté dans une localité, il allait dans une autre ; dans ses pérégrinations, il guérissait et faisait paraître des ouvrages importants sur les propriétés curatives des médicaments, sur les maladies chroniques. Les éditions s'épuisaient rapidement, et malgré l'empressement qu'on mettait à lire ces travaux si remarquables, les petites passions ne continuaient pas moins à se déchaîner contre le savant.

Enfin en 1820 le duc Ferdinand le prit sous sa puissante protection et lui offrit à Anhalt-Koëthen un refuge, mais il ne put le garantir des insultes de la populace ameutée par les médecins.

De tels procédés inspirèrent à Hahnemann un tel dégoût, qu'il resta quinze années enfermé chez lui. C'est ainsi qu'en complétant ses travaux, il enrichissait cette même populace de Koëthen par l'affluence de personnages qui de tous pays venaient le consulter.

Veuf depuis 1827, Hahnemann se remaria en 1835, à l'âge de quatre-vingts ans, avec une Française, mademoiselle M. d'Hervilly, artiste peintre élevée dans ma famille, ce qui me procura l'honneur de connaître Hahnemann quand il vint à Paris; et, bien qu'étant encore au collége, je pus le suivre intimement jusqu'en 1843, année de sa mort. Étudiant en pharmacie, il voulut bien, dans ses dernières années, me confier la préparation de ses médicaments.

Je fus donc à même de connaître la puissance de la doctrine de notre maître, et m'inclinant devant la vérité et l'éloquence des faits, je quittai la chimie et m'enrôlai parmi les disciples de Hahnemann. Je crois honorer sa mémoire en apportant mon humble pierre au monument qu'il nous a laissé, et en répandant les bienfaits de sa doctrine sur les classes laborieuses, dont la santé est le pain de chaque jour.

Malheureusement, toute innovation froisse des intérêts qui attirent sur elle de graves persécutions. Mais l'homme convaincu tient à honneur de prouver la sincérité de sa conviction, et, pour le faire avec efficacité, pour montrer qu'il n'est pas dupe de ses illusions, ce ne sont pas de vaines théories qu'il doit invoquer, mais des faits. Ce motif m'a décidé à insérer ici une lettre que notre Société médicale a publiée dans un de ses bulletins, et comme elle contient des observations cliniques sur la congestion cérébrale, j'ai cru devoir y joindre quelques conseils aux personnes menacées d'apoplexie.

Il n'est pas dans mon intention d'indiquer un traitement dont les malades ne pourraient faire usage, je veux seulement mettre en garde contre ces terribles attaques.

Je me crois autorisé à donner ces avis par l'expérience acquise de quinze années d'une pratique médicale très-active et d'un dispensaire gratuit en faveur des pauvres. Le nombre des malheureux qui s'y présentent augmente chaque année et le chiffre en devient d'autant plus considérable que, l'ayant fondé sous les auspices de la devise : *Travailler pour acquérir, Acquérir pour donner, Donner pour aller à Dieu*, les soins et les médicaments s'y distribuent gratuitement.

Je me bornerai à transcrire les prescriptions que tant de fois j'ai données dans mes consultations et dont le temps et le succès se sont chargés de prouver l'efficacité.

M'inspirant comme toujours de Hahnemann, ce grand rénovateur qui, dans un moment où la médecine était arrivée à un tel degré de scepticisme qu'on ne croyait plus qu'à la lancette de Broussais, a fait connaître la *matière médicale*, c'est-à-dire a donné à la médecine son phare, sa boussole et d'un coup a détruit l'antique manie des astringents, réfrigérants, évacuants, antiphlogistiques, hyposthénisants... Mots et effets illusoires quand ils ne sont pas désastreux. Galimatias réprouvé même par ses partisans. Dans une notice sur la vie de Bichat, M. le docteur Cerise dit en parlant des matières médicales allopathiques... « Comme chacun sait, il y règne encore l'empirisme le plus grossier et la confusion la plus déplorable. » — Bichat, *Recherche sur la vie et la mort;* nouvelle édition, Paris 1862.

Notre doctrine conservera l'auréole, le temps l'a proclamée, le temps la protégera, malgré les petites ou grandes vanités qui, ne craignant pas de s'abaisser au rôle déplorable de plagiaires, perdent en vains efforts temps et talent pour métamorphoser *homœopathie* en *substitution.*

Quant aux doses infinitésimales indiquées par notre maître depuis plus d'un demi-siècle, leur action continue à être chaque jour démontrée à qui veut étudier la *matière médicale pure* et ne plus tomber dans la subtile potion composée de plusieurs drogues dans l'espoir qu'une d'elles voudra bien aller au but.

J'en dirai autant du médecin de notre école, si dans sa pratique il se sert exclusivement des teintures de plantes.

La *teinture* est la partie matérielle, toxique, brutale du médicament, et les différents effets se confondent facilement entre eux. L'*aconit*, l'*arnica*, la *pulsatille*, le *veratrum viride*, l'*opium*, etc., agissent énergiquement sur la circulation sanguine; ils sont *antiphlogistiques*, comme dit la vieille école, c'est-à-dire ils sont propres à combattre l'inflammation, donc ils forment un centre d'action commun où les propriétés viennent à peu près se confondre : Si le médecin se trompe un peu, qu'il donne la goutte d'*aconit* pour la goutte d'*arnica*, de *pulsatille* ou d'*opium*, il aura une action sur la circulation et il s'en applaudira ; si cette action est éphémère, il recommencera et la maladie aussi.

Si au contraire le médecin possède à fond toute la puissance médicatrice des médicaments, il pourra s'écarter hardiment de ce centre d'action, suivre le rayon indiqué par la pathogénésie, s'écarter même de la dilution liquide et arriver au globule de la *trentième* et de la *deux centième* atténuation en ayant soin toutefois de choisir juste, car notre *loi des semblables* qui veut *une analogie parfaite entre l'effet thérapeutique du médicament et l'effet morbide de la maladie*, veut aussi que la dose médicamenteuse *soit d'autant plus faible qu'elle s'écarte moins de cette analogie.*

Que de fois j'ai vu Hahnemann diviser son globule de la *trentième* et avoir une action immédiate ! C'est que Hahnemann, l'auteur de cette *matière médicale expérimentée sur lui et sur les siens* pendant quarante années de sa vie, l'étudiait chaque fois encore au lit du malade.

Voici maintenant la lettre dont il est question plus haut :

Cher président,

Permettez-moi de vous faire parvenir quelques observations que je ne crois pas indignes de votre attention.

Je lis dans un des feuilletons de l'*Union médicale* une historiette dans laquelle, suivant l'usage, on plaisante avec peu de goût la doctrine de Hahnemann. Ce persiflage suranné affecte quelquefois des airs d'impertinence (1), mais on a pu voir, dans un des *bulletins de la Société*, comment alors il était relevé par notre estimable confrère le docteur Cretin (2).

Si l'on en croit l'*Union médicale* (3), un certain M. Jules, de noble et riche famille, de profonde et naïve piété, répétant chaque soir les sermons du R. P. Lacordaire, serait devenu fou après une prédication du dimanche des Rameaux.

Une consultation de trois médecins décida la séquestration immédiate dans une maison de santé; mais un jeune médecin, ami dudit M. Jules, demanda à temporiser. Il voulait faire subir au malade un traitement moral, *homœopathie dont les disciples d'Hahnemann ne se doutent guère*, dit le feuilleton.

Les sermons du P. Lacordaire ayant amené la folie, d'autres sermons devaient rendre la raison au malade. Il fut, en conséquence, conduit un soir à l'église Notre-Dame des Victoires. On célébrait une fête de la Vierge : le luxe, les lumières et l'orgue éblouirent d'abord le patient, le sermon du révérend père fit le reste, et le jeune homme, avec des pleurs de joie et de bonheur, revint complétement à la raison.

Les disciples de Hahnemann se doutent si bien de la puissance d'un traitement moral, que cette histoire m'en rappelle une autre, où le traitement homœopathique a joué un rôle assez important pour qu'il soit permis de dire qu'après Dieu c'est à lui que le malade dut la vie. Quant à la raison, elle revint d'une manière analogue à celle du héros de l'*Union médicale*.

(1) *Union médicale*, 10 septembre 1861; signé Pierre.
(2) Numéro de novembre 1861.
(3) 14 novembre 1862; signé Simplice.

Le 16 septembre 1850, à six heures du soir, on vint me chercher en toute hâte pour aller à Auteuil donner des soins au célèbre artiste M..., qui venait d'être frappé subitement d'une attaque d'apoplexie. Je ne pus me rendre que vers neuf heures près du malade, que je trouvai sans connaissance, la figure turgescente et violacée, la commissure des lèvres déviée à droite et abaissée, les yeux demi-ouverts et injectés, les pupilles dilatées, ne se contractant pas à la lumière, la respiration difficile, les membres flasques, le pouls fort, plein et dur.

Dans la journée, M..., maire d'Auteuil, et un de nos musiciens les plus distingués, avait assisté à une revue en plein soleil ; il était rentré le soir extrêmement fatigué, avait voulu manger et était tombé aussitôt comme foudroyé.

Je m'opposai à la saignée qu'on voulait absolument pratiquer ; la déglutition ne pouvant se faire, j'introduisis quelques globules d'*arnica* 6e dans la bouche, et je fis faire des frictions vigoureuses avec la *teinture mère* à la plante des pieds et aux parties internes des articulations.

Une heure après, quelques gouttes de la 6e *dilution* dans de l'eau purent être avalées ; j'en fis donner ainsi chaque demi-heure ; les frictions étaient reprises toutes les heures pendant cinq minutes.

A deux heures du matin, j'observai quelques mouvements, puis les yeux s'ouvrirent, mais ternes et ne voyant pas ; un peu de sensibilité revint aussi au corps.

Je déclarai la vie sauve, mais je craignais la paralysie. Je fis suspendre le médicament, je donnai quelques conseils hygiéniques et ne revis le malade qu'à midi.

Les yeux étaient ouverts, sans expression, les pupilles toujours très-dilatées, la bouche toujours déviée à droite, hémiplégie de tout le côté droit, loquacité, mais sans pouvoir rien exprimer, émission involontaire des urines, constipation. *Belladone* 6ᵉ, une goutte dans un verre d'eau, prise par grande cuillerée toutes les deux heures. Peu à peu j'élevai les *dilutions* jusqu'à la 30ᵉ, et le malade put bientôt marcher.

Notre honorable confrère le docteur L. Simon, appelé en consultation, conseilla *lachesis;* le mieux continua, mais les idées étaient toujours fort embrouillées, il restait encore une grande insensibilité morale et physique, une fréquente somnolence m'inquiétait, les digestions étaient pénibles et la constipation extrême. *Aconit*, *noix vomique*, *opium* avaient été employés, le mieux ne durait pas; enfin, le 28 octobre on vint me chercher pour combattre une nouvelle crise.

Cette fois, la respiration était stertoreuse, et le malade était tombé dans un coma profond. *Opium* 3ᵉ, une goutte dans un verre d'eau, une cuillerée moyenne toutes les demi-heures, fit rapidement disparaître ces symptômes; le mieux était évident, mais la raison ne revenait pas.

Cependant l'hiver approchait, et avec lui les concerts et les bals.

Vers le milieu de décembre, voulant savoir à quoi s'en tenir sur l'état du célèbre chef d'orchestre, on me demanda mon opinion; je ne voulus répondre qu'après épreuve, et je m'entendis pour cela avec le fils de mon malade.

Nous convînmes de le faire assister à l'exécution à grand orchestre de ses plus beaux quadrilles. Tout fut disposé dans une grande salle, les musiciens, tous ses amis ou élèves étant à leur poste, je lui pris le bras, et, non sans quelque émotion, puisqu'une attaque pouvait subitement éteindre cette vie qui m'était confiée, j'entrai dans la salle. Aussitôt tous se levèrent, et un formidable cri de : Vivat! retentit.

Je touchai l'artère du pouls, je ne remarquai aucun mouvement qui révélât de l'émotion, pas la moindre expression dans le regard. Le malade ne reconnaissait personne; il ne comprenait rien !

Bientôt on n'entendit plus que les sanglots de son excellente femme.

Cependant je fis signe de commencer. Lorsque mon pauvre malade entendit sa musique, il fut pris d'un violent tremblement, ses yeux brillèrent, il saisit brusquement l'archet des mains de son fils, et jamais il ne conduisit l'orchestre avec plus de vigueur et d'entrain.

Après une heure de cette heureuse épreuve, je donnai *arnica* préventivement, et tout Paris put encore cet hiver applaudir son artiste favori.

L'émission sanguine aurait-elle obtenu ce résultat? Je ne le crois pas. Ainsi que le dit le spirituel philosophe docteur Perrussel (1), quand, dans un vase sur le feu, le lait bouillant tend à déborder, une goutte d'eau froide le fait rentrer dans le calme. L'*arnica*, la *belladone* et l'*opium* remplaçaient ici la bienfaisante goutte d'eau.

Il est tout aussi inutile d'enlever du sang qui bouillonne et monte vers le cerveau, qu'il est inutile d'enlever le lait d'un vase parce qu'il bouillonne et tend à déborder.

(1) Perrussel, *Guide du médecin*, 1860.

Pour ce qui concerne l'*opium*, que l'illustre médecin anglais Sydenham regardait comme un présent de Dieu sans lequel on ne pouvait pratiquer la médecine; que le médecin Deleboë, surnommé *doctor opiatus*, mettait au-dessus de tout autre médicament; l'*opium*, chanté par Homère (1), est pour moi héroïque contre certaine forme d'apoplexie. Il le serait probablement aussi contre cette maladie, nouvellement décrite par les médecins de marine, qui frappe les nègres en mer, contre laquelle on ne peut rien et qui se manifeste par la somnolence, le sommeil, la torpeur et la mort.

Par cela même que l'*opium* congestionne le cerveau (2) il dégage, quand il est encore possible, le cerveau frappé d'apoplexie.

L'allopathie, ne connaissant pas tout ce que peut un médicament, n'indique l'*opium* que contre l'élément douleur, les irritations nerveuses, l'insomnie, la toux des phthisiques, etc. Effets palliatifs qui escomptent le présent aux dépens de l'avenir et compromettent la vie des malades en éteignant ce qui leur reste de force vitale.

Vous avez raison, cher président, de tancer vertement cette pratique homicide dans votre excellent livre sur la *Systématisation de la matière médicale*, page 571, article *Opium*. Il faut le dire cependant, la vieille médecine commence à s'effrayer de ses médicaments à outrance. M. le professeur Trousseau, parlant des abus

(1) Quatrième livre de l'*Odyssée*. Hélène, femme de Ménélas, versait du *népenthes* (liqueur opiacée) dans le vin d'Ulysse pour lui faire oublier tous maux.

(2) Orfila, *Toxicologie*, 1852, t. II, p. 256-265.

Hahnemann, *Matière médicale*, t. III, p. 198.

Docteurs Trousseau et Pidoux, *Matière médicale*, t. II, *Opium*, modification de l'appareil de la circulation et de l'appareil nerveux.

Docteur Espanet, *Traité de matière médicale*, 1862, p. 556.

Dictionnaire de médecine en vingt et un volumes, *Opium*, p. 487.

du fer dans la chlorose, cite dans une de ses leçons, rapportée par la *Gazette des Hôpitaux* (1), des phthisies aiguës déterminées par les préparations martiales.

Bientôt on fera plus, on arrivera à la loi des semblables ; ne voyons-nous pas chaque jour employer des médicaments dans le sens de cette grande réforme :

Le *sel marin*, sur lequel le docteur A. Latour a basé son traitement contre la phthisie;

L'*acide arsénieux*, dont le docteur Boudin, d'abord, les docteurs Sistach et Isnard ensuite, se servent comme d'un piédestal dans leur traitement contre certaines fièvres intermittentes;

Capsicum annuum, dont on a fait tant de bruit contre les hémorrhoïdes, qu'une commission composée de professeurs de l'École de pharmacie a dû, en décembre 1853, faire un rapport favorable au ministre du commerce, mais que, plus modestement, Hahnemann avait indiqué bien des années avant M. Alègre;

Le *charbon*, la *noix vomique*..., contre les gastralgies.

Plusieurs journaux ont rapporté dernièrement une communication très-importante du R. P. Legrand, missionnaire qui a évangélisé, ces dernières années, l'empire d'Annam et de Tonkin, et qui aujourd'hui accompagne l'escadre française sur les côtes de ces contrées. Cette communication, certifiée par plusieurs officiers, est la guérison radicale de soixante cas d'hydrophobie, confirmée.

Le remède du R. P. est le *datura stramonium*. Une infusion de *pomme épineuse*, dit-il, donnée à ces malades, produit bientôt une rage violente, puis une sueur abondante, et au bout de vingt-quatre heures,

(1) 24 décembre 1861.

la guérison est complète. Or il n'est pas de médicaments plus *similaires* à la rage que la *stramoine* et la *belladone*. (Voir la *Matière médicale de Hahnemann.*)

Dans l'*Organon de l'art de guérir* de Hahnemann, il y a, page 72, ce qui suit, à propos de cette maladie dont le nom seul donne le frisson :

« Parmi les désordres que la *belladone* provoque chez l'homme bien portant, se trouvent les symptômes dont l'ensemble compose une image qui ressemble beaucoup à l'espèce d'hydrophobie causée par la morsure d'un chien enragé, maladie que *Mayerne*, *Munch*, *Bucchholtz* et *Neimike* ont réellement et parfaitement guérie avec cette plante.

« Le sujet cherche en vain le sommeil, il a la respiration gênée, une soif ardente accompagnée d'anxiété le dévore; à peine lui présente-t-on des liquides qu'aussitôt il les repousse, son visage est rouge, ses yeux sont fixes et étincelants (*F. C. Grimm*). Il éprouve de la suffocation en buvant (*E. Gamerarius* et *Sauter*); en général, il est incapable de rien avaler (*May*, *Lottinger*, *Sicelius*, *Buchave*, *D'Hermont*, *Manetti*, *Vicat*, *Cullen*); il éprouve alternativement de la frayeur et des envies de mordre les personnes qui l'entourent (*Sauter*, *Dumoulin*, *Buchave*, *Mardorf*); il crache autour de lui (*Sauter*); il cherche à s'échapper (*Dumoulin*, *E. Gmelin*, *Buchholtz*); enfin son corps est dans une agitation continuelle (*Boucher*, *E. Gmelin* et *Sauter*).

« S'il est arrivé souvent à la *belladone* d'échouer dans la rage déclarée, on ne doit pas perdre de vue qu'elle ne peut guérir ici que par sa faculté de produire des effets semblables à ceux de la maladie, et que, par conséquent, on aurait dû ne l'administrer qu'aux plus petites doses possible, comme tous les remèdes homœopathiques. Mais la plupart du temps on l'a donnée à doses énormes, de façon que les malades se voyaient nécessairement mourir, non de la maladie, mais du remède. Cependant, il peut bien se faire aussi qu'il existe plus d'un degré ou d'une sorte d'hydrophobie ou de rage, et qu'en conséquence, suivant la diversité des symptômes, le remède homœopathique le plus convenable soit parfois la *jusquiame*, et parfois aussi le *datura stramonium*. »

Qu'on cherche bien, et on trouvera toujours que ces grands inventeurs de médicaments ont puisé dans la matière médicale homœopathique.

La loi proclamée par Hahnemann étant adoptée, les dilutions viendront ensuite.

L'expérience et le temps prouveront, avec nos nombreuses cures, que nos médicaments ne sont pas seulement des atténuations, mais aussi des *dynamisations*

Depuis les belles expériences de Bunzen et Kirchhoff, répétées et confirmées par le docteur Ozanam, l'existence des molécules médicamenteuses est matériellement prouvée dans nos dilutions ; mais, à mon avis, on ne tient pas assez compte du développement dynamique opéré par l'énergique friction de ces mêmes molécules dans le véhicule neutre qui en prend la propriété. Ce n'est pas sans raison que Hahnemann faisait appliquer *cent secousses* à chaque atténuation et Jœnichen *mille*, *deux mille*, et plus. Mais, de même que l'électrophore et la bouteille de Leyde chargés laissent perdre leur électricité, de même nos médicaments, sans toutefois perdre leur propriété, perdent peu à peu leur puissance dynamique, qu'ils recouvrent de suite au moyen de nouvelles secousses, et qu'on fixe en infectant des globules par des imprégnations plusieurs fois répétées.

J'ai été amené à cette observation par un flacon d'*aconit* à la 6ᵉ, qui, mal bouché, avait laissé évaporer son alcool et était sec depuis fort longtemps; je le remplis à moitié d'alcool à 36° très-pur, je l'agitai légèrement, et tous les jours je pris une goutte dans une cuillerée d'eau distillée; je n'éprouvai qu'un peu d'agitation à la nuit de la 8ᵉ dose, et un peu de transpiration. Je me reposai quelques jours, je donnai *cent* fortes secousses au flacon, et je recommençai à prendre une goutte de la même manière. Le troisième jour, je ne pus dormir. J'avais le sang fortement à la tête, je sentais un violent battement aux artères, mon pouls était plein, dur et donnait plus de cent pulsations à la minute; j'étais tourmenté par une chaleur, une sécheresse et une excitation insupportables; enfin, une transpiration de plusieurs heures me calma.

Lorsque des substances comme l'*aconit*, l'*arnica*, la *pulsatille* et tant d'autres dont la pathogénésie pure donne les secrets, produisent de tels effets sur la circulation, il est permis de penser que nous avons des agents assez puissants pour résoudre promptement les inflammations, phlébites ou autres, qui par un mauvais traitement, comme saignées ou sangsues, pourraient envoyer dans le torrent circulatoire, soit des globules purulents qui donneraient plus tard des abcès métastatiques, *soit* des caillots fibrineux qui détermineraient toujours, en oblitérant les vaisseaux, des conséquences fatales.

L'homœopathie peut donc rassurer sur le danger de

l'*embolie*, traitée de main de maître dans une thèse soutenue, le 3 janvier 1861, par le docteur Benjamin Ball, et dont chacun se croit atteint depuis la divulgation de M. L. Figuier dans le journal *la Presse* (1). Les imaginations trop riches ne voient maintenant que caillot obturateur foudroyant les plus belles santés.

J'ai répété l'expérience du flacon séché sur plusieurs médicaments, et constamment j'ai remarqué les mêmes phénomènes. Semblables à ces animalcules qu'on croit désorganisés par la dessiccation et qui reprennent vie lorsqu'on les soumet à certaines conditions atmosphériques, l'esprit ou le miasme du médicament continue à infecter son récipient et se vivifie dans des conditions voulues.

L'étude des médicaments dans leurs effets dynamiques conduit à la loi des semblables ; mais, pour cela, il faut savoir observer, non comme le veut le docteur Pidoux, mais comme le veut Hahnemann.

Le médecin inspecteur des Eaux-Bonnes, dans un rapport qu'il a fait à la Société d'hydrologie médicale, reproduit par le journal l'*Union médicale*, déclare (2) qu'il serait trop long et trop difficile de faire l'expérimentation pure des eaux minérales. Il ne veut baser la pathogénésie de chaque station thermale que sur l'observation des effets thérapeutiques, que le hasard produit chaque année sur les personnes malades et celles qui ne le sont pas. Puis, n'indiquant aucune méthode, il dit (3) : « Il ne s'agit pas de suivre les errements de cette médecine qui conclut *empiriquement* des propriétés

(1) Feuilleton du 26 avril 1862.
(2) P. 311, 18 février 1862
(3) P. 455, 2 mars 1862.

pathogénétiques d'un médicament son action thérapeutique, et qui systématise le *similia similibus*, sans même se douter que ses *semblables* sont *précisément les contraires.* » Et après avoir rapporté des effets physiologiques qui, notés dans toute la brutalité du hasard, sont tout entiers dans le sens des affections que les Eaux-Bonnes soulagent, il s'écrie, page 459 : « Qui donc a le droit d'enlever au plus sévère et au plus difficile de tous les arts un seul *rayon de lumière?* Que chacun fasse comme moi, qu'il aborde la question de l'action physiologique des eaux minérales et apporte le résultat de son investigation. »

Que dites-vous de la recherche d'une *lumière* qu'on ne veut pas voir parce que c'est notre école qui la montre?

Le *rayon de lumière* après lequel le docteur Pidoux aspire, n'est-il pas suffisamment indiqué dans la brochure du docteur Escallier (1) et prouvé par les expériences du docteur Porges à Carlsbad (2)?

Mais c'est de l'homœopathie, dit-on, et on se tamponne les yeux.

Je reviens à l'*opium*. Appelé une nuit près de madame la comtesse de B..., à laquelle je donnais déjà des soins, je m'y rencontrai avec le docteur Ozanam. Cette dame, condamnée par les princes de la médecine ancienne et que la jeune école fit vivre longtemps encore, venait d'avoir une récidive apoplectique; nous donnâmes *opium* et nous eûmes tout le succès désirable.

De même, pour madame la marquise de B..., ce fut *opium* 200e qui la tira d'une torpeur léthargique des plus graves.

(1) *Réforme à introduire dans l'étude des eaux minérales naturelles*, 1861.

(2) Docteur Porges, *Analyse physiologique sur le corps de l'homme*, 1 vol. 1858, Carlsbad.

L'homœopathie a tant et si bien habitué les malades à guérir promptement et agréablement *cito, tuto et jucunde*, qu'on lui demande beaucoup.

Cependant, à l'impossible nul n'est tenu, et nous n'avons pas de prétention au miracle. Passant un jour rue de Parme, où j'allais visiter un malade, je fus arrêté par un grand rassemblement. Une femme venait d'être frappée d'une attaque foudroyante et on réclamait à grands cris la saignée. J'eus beau dire qu'elle était inutile, je dus piquer la veine, il n'en sortit que quelques gouttes baveuses. On mit la moribonde dans une voiture, un des assistants monta près du cocher et me conduisit aux Batignolles.

Chemin faisant, je mis à plusieurs reprises, mais vainement, des globules d'*opium* dans la bouche de ma nouvelle cliente, et elle ne tarda pas à rendre son âme à Dieu.

Je vous prie d'excuser la longueur de cette lettre, mais je tenais à soumettre à votre jugement éclairé ces différentes observations, que je résume en appelant votre attention sur les effets de l'*opium* dans le caractère comateux de l'apoplexie, sur la fixité et le développement de la puissance médicatrice ou ce *dynamisme médicamenteux*, qui fait du *lycopode*, du *charbon végétal*, du *sel de mer*, de *la silice*, de l'*écaille d'huître*, du *suc de la sepia*, du *soufre*, des *venins, et probablement des virus*, etc., des médicaments si précieux.

Le progrès en toute chose est si lent, que nous ne devons pas être surpris de voir attaquer, injurier même malgré ses succès, une science médicale qui depuis soixante ans donne de telles preuves de son efficacité, que l'opinion publique lui est acquise partout où elle est répandue.

Mais à ceux qui se permettent ces injures, sans se soucier de rechercher si elles sont méritées, nous sommes en droit d'appliquer ces mots sévères de Hahnemann : « *Quand il s'agit de l'art de guérir, négliger d'apprendre est un crime.* »

Veuillez, cher président, faire de cette lettre l'usage qu'il vous plaira et agréer l'assurance de ma considération la plus distinguée.

D[r] Le Thière.

Membre de la Société médicale homœopatique.

CONSEILS AUX PERSONNES MENACÉES D'APOPLEXIE

L'apoplexie est généralement une hémorrhagie du cerveau qui se caractérise par une paralysie soudaine plus ou moins complète et durable; l'épanchement peut se faire dans la substance du cerveau, dans ses organes ou dans ses membranes. Elle est sanguine ou séreuse suivant que cet épanchement est formé par du sang ou des sérosités. Elle est nerveuse lorsqu'il n'y a aucune lésion.

Les symptômes de ces différentes formes se confondent et rendent le diagnostic assez diffus pour que l'école classique ait adopté le même traitement pour toutes. Un peu plus ou un peu moins d'émissions sanguines, de vomitifs ou de dérivatifs, suivant que l'estomac joue un rôle plus ou moins sérieux dans le drame.

Ce n'est que de l'apoplexie cérébrale que nous voulons nous garantir ici, et il suffira de faire connaître les causes qui peuvent la produire pour éviter ses tristes et cruelles atteintes.

Causes. — Toutes les irritations encéphaliques peuvent amener l'apoplexie. Une vie luxurieuse et sédentaire, les passions vives, la surexcitation du cerveau par le travail ou de l'estomac par les excès de cet organe, les veilles prolongées, l'oisiveté, l'abus des bains trop chauds, le froid sec comme la trop grande chaleur, l'insolation, le passage brusque de températures extrêmes, les abus des alcooliques et des substances narcotiques telles que l'*opium*, le *tabac*, le *haschisch*, etc.; la pléthore générale, l'obésité, la compression du cou par une cravate comme par un goître, les angines, les troubles de la circulation pulmonaire; embolie pulmonaire, emphysème, asthme, coqueluche; la suppression brusque d'un flux de sang, les contusions sur la tête...

Hygiène. — Ces causes connues, il n'y a qu'à résoudre le problème hygiénique et maintenir la *tête fraîche*, le *corps libre*, et les *pieds chauds*. Mais hélas que d'obstacles! Les constitutions, les accidents, les nécessités de la vie, les habitudes. Que d'ennemis contre cette pauvre fragilité humaine! Appelons donc à notre secours et la raison et la science pour éviter le danger.

Comment nous traite l'allopathie? Êtes-vous disposé à l'apoplexie, évitez, dit-elle, les causes, prenez fréquemment des bains de pieds chauds avec du sel ou de la moutarde, purgez-vous souvent, les pilules d'aloès ne manquent pas. N'oubliez pas les sangsues à l'anus et même de petites saignées de temps en temps. Si vos membres s'embarrassent, faites des frictions avec des liniments excitants, recourez aussi à l'électricité pour faciliter la circulation sanguine et nerveuse.

Si vous pouvez voyager, allez à Ems ou à Bourbonne...

Médication dont l'effet n'est que passager, mais en passant elle épuise la vie.

N'est-il pas plus raisonnable de rétablir l'équilibre de la circulation, de rendre les organes plus actifs et débarrasser l'organisme d'un trop-plein inutile qui le congestionne?

Les moyens sont simples et efficaces, ils conservent le sang, cette chair coulante, torrent de vie où toute la machine puise, heureuse quand par hasard elle y trouve les éléments dont elle a besoin.

Il est certain que les abus et les excès de toutes sortes amènent un affaiblissement et un trouble dans les fonctions vitales; il faut donc les éviter et rompre avec eux.

Quant aux moyens protecteurs à employer si la constitution est apoplectique, nous les emprunterons d'abord à l'eau froide, agent puissant déjà connu, largement utilisé par la vieille Rome et qu'un paysan, Priesnitz, sans autre maître que ses observations sur la nature, a appliqué avec une immense intelligence et un grand bonheur à Grœfemberg.

L'eau froide, dont l'effet primitif est d'arrêter la circulation du sang dans la partie sur laquelle elle est appliquée, soit en contractant les vaisseaux capillaires, soit en arrêtant l'influx nerveux, mais dont l'effet secondaire, consécutif ou de réaction est de faire affluer sur cette même partie une quantité de sang d'autant plus grande que le froid a été plus intense, à moins cependant que ce froid ne dépasse certaine limite : il frapperait alors la partie de mort.

Je conseille en conséquence de faire tous les matins une ablution d'eau froide, été et hiver; si la réaction est lente, la faciliter par une énergique friction avec un linge ou des gants de laine ou de crin et quelques mouvements gymnastiques avec des haltères d'un poids modéré. Si le cabinet de toilette le permet, il serait convenable d'y établir un appareil à douche, l'effet étant d'autant plus profond que le choc de l'eau est plus violent.

Je suis très-partisan des exercices gymnastiques, dont j'ai vu d'excellents effets; mais les malades ne pouvant être traités *en gros* comme on le fait souvent dans les établissements de Paris, il faudrait être guidé par un médecin; seul il peut prescrire la série des mouvements qui, suivant les règles d'anatomie et les lois de physiologie, sont nécessaires pour développer tels ou tels muscles, pour vaincre des roideurs de mouvements qui proviennent souvent de congestions passives, enfin pour corriger certains vices de construction.

Si on est disposé à l'hyperémie cérébrale, que la tête se congestionne facilement, je recommande les bains de siége froids pendant dix minutes. Le bain de siége froid régularise souvent les fonctions des intestins en les tonifiant tout en étant un puissant dérivatif; je veux aussi des affusions froides sur les pieds.

J'ai souvent combattu avec grand avantage la pléthore générale, l'*obésité*, en faisant fortement transpirer le patient au moyen d'un drap mouillé dont on le tient enveloppé deux heures et le soumettant ensuite à une douche froide; il doit dans ce cas prendre tous les matins à jeun deux gouttes d'*alcoolature de fucus vesiculosus* ou *laitue marine* dans une cuillerée d'eau en augmentant cette dose graduellement jusqu'à dix gouttes pendant un mois; suspendre pendant quinze jours pour recommencer après. Les féculants portent à l'embonpoint, il faut se soumettre à une nourriture animale.

A ces moyens hydrothérapiques dont on comprend facilement la portée préservatrice, il faut ajouter quelques médicaments. Mieux vaut prévenir que d'avoir à guérir.

Les médicaments pour combattre les prodromes sont les mêmes que ceux dont on se sert pour la maladie; seulement ils seront pris à longs intervalles et à haute puissance (la trentième) pour que l'action soit de plus longue durée.

Aconitum napellus (*Aconit*). Plante vivace sans odeur, mais dont la charmante fleur bleue ornée d'un capuchon se trouve quelquefois dans nos jardins.

Elle croît en Europe dans les lieux humides et montagneux, et a une puissance délétère très-violente; elle est plus active dans le midi que dans le nord, aussi faut-il la récolter là où le soleil la fortifie.

A dose infinitésimale, elle agit d'une manière prodigieuse sur la circulation du sang. Quelques globules de la 30e puissance, pris de loin en loin, protégent toujours les personnes fortes, sanguines, dont la tête s'embarrasse facilement, qui ont des vertiges et douleurs stupéfiantes à la tête avec sensation de plénitude aux tempes, dont les yeux s'injectent à tout propos.

La *Gazette des Hôpitaux*, du 4 septembre 1862, dit que depuis peu on se sert en Amérique du *Veratrum viride* comme sédatif artériel ; quelques gouttes de ce médicament remplaceraient avec grand succès notre *aconit* et même la *phlébotomie*.

Les Américains MM. Ephraïm Butter, A. B. Crosby, chirurgien de brigade, et M. F. Cutter, nous envoient une formule de potion où la teinture de cette plante se trouve mêlée à l'eau distillée de tilleul, au sirop de capillaire, etc., tant est fort cet étrange penchant de routine qui empêche même des gens éclairés de laisser à un médicament son action pure.

ARNICA MONTANA (*Arnica*). Grande et belle plante à fleurs jaunes et aromatiques; elle se trouve dans les montagnes des Vosges, de la Suisse, de l'Allemagne... Très-connue de l'antiquité, elle a toujours été spécifique contre les épanchements sanguins.

On l'administre à très-faibles doses pour prévenir les congestions qui peuvent survenir à la suite d'opérations chirurgicales, de coups ou chutes sur la tête, d'une violente émotion, comme une frayeur ou une colère.

Ce médicament est surtout employé contre les apoplexies séreuses, chez les vieillards.

ATROPA BELLADONA, que les Italiens ont appelé *Belle-dame* parce que le suc de cette plante servait à adoucir la peau des dames italiennes.

La *belladone* est une plante d'un mètre de haut, à fleur violacée, longuement pédonculée; son fruit, qui est une baie d'un rouge noirâtre et de saveur douce, la rend très-dangereuse dans nos parterres. Que d'enfants ont été victimes de l'effet vénéneux de ces baies!

Si cette plante est un puissant préservatif de la scarlatine, il ne l'est pas moins de l'apoplexie dont peuvent être menacées les personnes lymphatiques, pléthoriques, sujettes aux maux de tête avec obscurité de la vue, dont les pupilles sont dilatées, qui remarquent souvent des points noirs devant les yeux, qui ont de la répugnance pour le mouvement, des dispositions au sommeil, dont l'humeur est chagrine et irascible, qui ont des vertiges et de la pesanteur au front.

La simple olfaction de la 30e dilution liquide m'a le plus souvent suffi pour faire disparaître tous ces symptômes.

CARBO VEGETABILIS (*Charbon*). On ne connaissait le charbon que comme désinfectant, pour absorber les gaz. Mieux étudié par Hahnemann, nous lui connaissons maintenant des effets dynamiques très-puissants, et nous l'employons avec succès contre de graves maladies.

Pour ce qui nous occupe, quelques globules font disparaître les maux de tête avec lourdeur au front, les vertiges en remuant la tête ou en se couchant, chancellement comme dans l'ivresse.

CHINA (*Quinquina*). L'écorce du Pérou, apportée

par les Espagnols en 1640 ; elle a été longtemps gardée comme secret sous le nom de *poudre aux pères Jésuites*, et enfin vendue à Louis XIV.

Le premier médicament expérimenté sur l'homme en santé par Hahnemann, en 1790, le quinquina, trouve sa place ici parce qu'il combat les symptômes de congestion qui surviennent à la suite d'épuisement et qui se manifestent par une faiblesse générale avec tremblement et transpirations faciles, embarras sourd de la tête qui s'aggrave par la conversation, douleurs lancinantes, congestives avec chaleur à la tête, vue fatiguée et trouble.

Coffea cruda (*Café cru*). On croit que c'est un mufti qui, pour faire de plus longues prières et pousser les veilles plus loin que les derviches les plus dévots, s'en est servi des premiers.

Le café rend des services aux classes ouvrières. Mêlé au lait, il peut soutenir une grande partie de la journée. Cependant le café au lait ne nourrit pas, mais il rend plus stable les éléments qui composent l'organisme ; cela explique comment les mineurs peuvent conserver leur vigueur pendant leurs rudes travaux en ne se nourrissant presque exclusivement que de ce mélange.

Cette propriété du café se trouve à un degré bien supérieur dans les feuilles d'un arbrisseau originaire du Pérou, l'*Erythroxylum coca*. Les Péruviens ont voué une sorte de culte à cette plante ; ils en mâchent les feuilles quand ils font de longs voyages, et combattent ainsi la faim, la fatigue et même le froid.

Une infusion de cette feuille devrait être conseillée,

en guise de thé, à tout vieillard, pour lui conserver sa chaleur et sa force vitale, et peut-être prolonger ses jours.

L'abus de la délicieuse graine du café est cause d'une bonne partie de nos maladies nerveuses; mais quand nous savons nous servir de son énergique action sur les centres nerveux, nous la voyons douce et obéissante, vaincre facilement la surexcitation de personnes tellement impressionnables, qu'une pensée triste ou une commotion morale exaspère au point d'amener une apoplexie nerveuse par l'agitation de l'esprit et l'insomnie.

Que d'exemples je pourrais citer où quelques globules ont éloigné tout danger en ramenant le calme et le sommeil!

Hyosciamus niger (*Jusquiame noire*). Ses feuilles sont d'un vert pâle, visqueuses au toucher; les fleurs jaunes, avec des veines d'un pourpre foncé.

Cette plante, d'un aspect terne, d'une odeur désagréable, très-toxique, se trouve derrière de vieux murs, elle paraît avoir honte d'elle-même et se cacher. On lui doit cependant de faire parfaitement disparaître des douleurs étourdissantes dans la tête, le balancement d'un côté et de l'autre de la tête avec chancellement et même chute, perte de connaissance avec mouvements convulsifs suivis de ronflement, somnolence et réveil en sursaut avec peurs, pouls petit, sueurs froides, visage terreux, aspect triste, yeux ternes, passion jalouse.

Ipecacuanha. Cette fameuse racine du Brésil n'a été

sérieusement connue que vers 1688. Louis XIV l'acheta d'un marchand étranger nommé Garnier. Elle n'est pas seulement vomitive, mais elle est presque spécifique contre les crises d'asthme, et elle fait disparaître les symptômes qui se manifestent par pesanteur à la tête accompagnée de nausées, de vomissements même avec violente injection de sang aux yeux.

LACHESIS (*Venin du trygonocéphale lachesis,—Grande vipère des Antilles*), dont la morsure est toujours mortelle, à moins qu'elle ne soit combattue par le *Cédron*, dont l'effet antidote est prodigieux.

Quelques globules de ce venin font disparaître les symptômes qui se présentent à la suite de fatigue amenée par des travaux d'esprit : défaillance et pâleur du visage, épistaxis avec congestion à la tête. Céphalalgie par la chaleur du soleil; le matin, au réveil, les yeux rougis avec douleur et pesanteur à la tête, sensation de pression sur l'orbite et faiblesse de la vue.

NUX VOMICA. Semence de la *noix vomique*, dont l'arbre énorme naît au Malabar, est un poison presque aussi violent que l'arsenic; mais tandis que l'*acide arsénieux* tue en éteignant la vie, la noix vomique tue en l'exaspérant. Le premier diminue les pulsations des artères, le deuxième les accélère, et ainsi de toutes les fonctions.

Arsenic, noix vomique et tous autres poisons, soyez les bienvenus : vous n'êtes terribles qu'entre les mains.

des toxicologistes. Pour le médecin éclairé, pour qui sait comprendre vos effets dynamiques et s'en servir, vous êtes des agents bienfaisants devant lesquels on doit s'incliner, car bien de précieuses existences vous sont dues.

La *noix vomique* est un de nos médicaments les plus importants, et nous la voyons ici indiquée aux personnes bilieuses adonnées à la bonne chère. C'est par excellence le médicament des viveurs dont le cerveau est trop souvent excité par le café, le vin et les liqueurs. Ceux qui éprouvent des vacillements du cerveau, surtout après le repas et en marchant à l'air ou en se baissant, le matin et le soir au lit, sensation d'expansion dans la tête avec douleur pulsative quelquefois d'un seul côté; ces douleurs augmentent par le travail, et sont souvent accompagnées de nausées; les yeux sont enflammés et très-sensibles à la lumière.

Opium (*Suc du papaver somniferum*). Il s'obtient en faisant des scarifications sur les têtes du pavot; les premières larmes qui coulent s'appellent *Gobaar* et sont les plus estimées. Il nous vient de Smyrne.

Le Coran défendant aux Orientaux l'usage des liqueurs alcooliques, ils se servent de l'*opium* comme excitant; cette substance peut les rendre fous furieux, et même leur faire braver la mort, mais la réaction les affaisse, les rend blêmes et bouffis, tremblants et stupides.

A une certaine dose, l'*opium* tue avec les symptômes de la congestion cerébrale. On remarque de l'assoupissement, somnolence, prostration, insensibilité, pâleur, coma, fixité du regard; la victime ne répond qu'étant énergiquement stimulée; le pouls est tantôt lourd et développé, quelquefois fréquent et petit. La face gonfle, la respiration, de plus en plus pénible, se ralentit peu à peu et disparaît tout à fait.

Ce précieux médicament n'est guère applicable que dans les cas graves. Cependant il peut combattre la disposition qui s'indique par de la somnolence comateuse avec bourdonnement dans les oreilles, respiration lente et ronflante, face rouge et bouffie, difficulté dans la parole, sueur froide à la face, tête penchée sur la poitrine.

PULSATILLA (*Pulsatille*), du genre anémone, est une petite plante herbacée dont la fleur est d'un violet foncé; elle vient sur les collines arides et sablonneuses; le suc de cette plante est âcre et rubéfiant.

Ce médicament agit particulièrement sur les femmes en régularisant les époques et en les faisant revenir si par accident elles ont brusquement disparu; il serait avantageusement employé si dans ce cas la malade était tourmentée par le sang à la tête avec sensation de vide, de vertige en se baissant, de pesanteur avec palpitation de cœur et douleur comme si le cerveau était comprimé avec aggravation de la douleur étant couchée et douleur lancinante aux yeux.

SULFURE (*Soufre*). Ce métalloïde très-répandu sur le globe est un de nos grands régénérateurs; il s'adresse aux natures délicates, lymphatiques ou à diathèse herpétique.

Pauvres et souffreteuses natures qui ne sont pas moins

sujettes aux congestions cérébrales : quelques globules de ce médicament donnés de loin en loin les protégeront contre les embarras de tête avec étourdissements, le matin ou le soir, chancellement de la tête surtout étant assis ou en montant; flatuosités avec mal à la tête; douleur à la tête au moindre mouvement; sensation d'un bandeau autour de la tête. Congestion avec bruissement et douleurs semi-latérales; maux de tête provoqués facilement par la marche, l'étude, etc.

Veratrum album (*Ellébore blanc*), petite plante des montagnes dont les fleurs sont d'un vert pâle; toute cette plante est très-vénéneuse; déjà connue d'Hippocrate elle servait dans l'antique Grèce contre la folie, la mélancolie, l'hystérie, le cancer occulte. Encore maintenant elle est le remède héroïque du choléra. Il n'est donc pas étonnant que nous le retrouvions contre l'apoplexie et que nous le voyions combattre avec succès le froid général de tout le corps, la chute produite par une faiblesse subite, les yeux convulsés et saillants hors l'orbite comme par la strangulation, face pâle défigurée comme dans la mort, accès de maux de tête avec pâleur du visage, nausées et vomissements, soif, maux de tête avec roideur crampoïde de la nuque, muscles flasques, mâchoires serrées, respiration imperceptible, pouls filiforme.

De ces quatorze médicaments dont les symptômes se

rapportent à presque toutes les formes d'apoplexies, il en est quelques-uns qu'on peut trouver facilement et qui occasionnent de graves malheurs. On peut donc avoir à combattre de vraies apoplexies produites par ces agents redoutables.

J'ai dit les effets de l'empoisonnement par l'opium. Je trouve dans la toxicologie d'Orfila un véritable coup de sang produit par la *jusquiame*. Une dame à la suite d'un lavement avec de l'infusion de *jusquiame* eut la face rouge, embarras de la langue, paralysie de tout le côté droit, pouls petit, surdité, somnolence.

Il en est de même de la *belladone*, dont les baies attirent la gourmandise des enfants. Ils sont pris de délire et comme d'ivresse, les pupilles se dilatent et sont insensibles à la lumière, ils éprouvent de la soif et surtout une grande sécheresse de la bouche; les mâchoires sont contractées, le délire devient quelquefois furieux, l'enfant veut mordre, le pouls est très-faible.

Si on se trouve en présence de semblables empoisonnements, il faut, avant l'arrivée du médecin, faire vomir en titillant la luette pour débarrasser l'estomac; il faut aussi débarrasser les intestins au moyen d'un lavement dans lequel on mettra *une cuillerée de sel de cuisine*. Après l'expulsion de la substance vénéneuse, mais seulement après, on fera boire de l'*eau légèrement vinaigrée* peu à la fois et souvent pour ne pas augmenter l'irritation du tube digestif, cela donnera le temps de faire une *forte infusion de café* qu'on fera prendre également par petites gorgées. Pour l'opium une décoction de *noix de galle* est recommandée aussi, ce serait une *décoction de quinquina* pour la *belladone* et la *jusquiame*.

Le malade doit être mis à l'air, dans la position assise ; il faut lui enlever tout ce qui peut comprimer la circulation et lui faire d'énergiques frictions pour l'activer.

Si plus tard on a à combattre les effets *dynamiques* de ces substances, on aura recours à la *belladone* contre l'*opium* et la *jusquiame* qui à son tour combat les effets de la *belladone*. Les doses seront dans ce cas infinitésimales.

La *noix vomique*, dont on se sert souvent à la campagne pour empoisonner les renards, les loups etc..., pourrait aussi être cause de quelque malheur. Les symptômes sont des convulsions tétaniques qui reviennent par intervalles quelquefois très-rapprochées ; la sensibilité des muscles, des sens de l'ouïe et de la vue acquièrent un développement si exagéré qu'il suffit de toucher le malade ou de faire un faible bruit près de lui pour amener des mouvements convulsifs ; le pouls est très-fréquent.

Quand, dans mes études, je préparais les cours de chimie à l'École de pharmacie, j'étais obligé, pour expérimenter les substances toxiques, de recourir à ces pauvres animaux qui servent aux écoles. Je suis toujours resté tristement impressionné de l'aspect des chiens soumis à l'intoxication de la *noix vomique* ou de la *strychnine ;* ce terrible principe actif du groupe de plantes délétères strychnées dont la cristallisation en prismes blancs, aigus, est plus mortel que le poignard que ces prismes représentent.

Entre ces affreuses crises de tétanos pendant lesquelles les victimes conservaient généralement conscience d'elles-mêmes, leur regard d'une douceur extrême paraissait demander secours. Pendant les crises elles faisaient entendre des cris plaintifs et leurs yeux imploraient toujours.

M. le docteur Duriau (de Dunkerque) vient de publier une observation rare (1). Elle est relative à une malade à laquelle on avait administré par erreur une dose de strychnine plus forte que celle qui avait été prescrite. Indépendamment des convulsions et spasmes tétaniques, il y eut une perte de connaissance très-prolongée.

Il faut, après avoir fait rendre le poison, insuffler de l'air dans les poumons, quelquefois pendant un temps assez prolongé pour empêcher l'asphyxie qui arrive par contraction spasmodique des muscles. Des affusions d'eau froide le long de la colonne vertébrale et même l'électricité doivent être employées; on fera également boire du *lait* par gorgées souvent répétées. L'*aconit* détruit très-bien l'inflammation que cette substance développe sur les muqueuses.

Il est bien rare d'avoir affaire à l'*aconit* et au *veratrum*. *L'eau vinaigrée* est d'un très-grand secours, et le camphre détruit très-bien les effets pathogénétiques.

Les observations qui précèdent ne touchent qu'un point très-circonscrit de l'ensemble des phénomènes sur lesquels notre art s'exerce. Cependant elles suffisent pour faire comprendre le système dont je m'honore d'être un des adeptes les plus fervents.

Aux attaques qui ne nous sont pas ménagées nous répondons par des faits. A ceux qui nous injurient ou nous persiflent, nous donnons la santé, car le mal a

(1) *Etude clinique et médico-légale sur l'empoisonnement par la strychnine*. Paris, 1862.

bien vite abattu ces prétendus esprits forts, et lorsque l'orgueil se tait chez eux ils savent très-bien trouver le chemin de nos consultations. C'est le propre et la gloire de la vérité d'être combattue. Celui-là ne se montrerait pas digne de la servir qui se laisserait abattre par la persécution ou intimider par les clameurs.

FIN

www.ingramcontent.com/pod-product-compliance
Ingram Content Group UK Ltd.
Pitfield, Milton Keynes, MK11 3LW, UK
UKHW012303240726
13966UKWH00004B/1589